50 Recettes de Jus pour Réduire Votre Hypertension Artérielle : Une Méthode Simple pour Réduire Votre Hypertension

Par

Joseph Correa

Nutritionniste Certifié des Sportifs

DROITS D'AUTEUR

Cette publication est conçue pour fournir des informations exactes et fiables en ce qui concerne la matière couverte.

Elle est vendue avec la compréhension que ni l'auteur ni l'éditeur ne sont engagés dans l'apport de conseils médicaux. Si des conseils ou une assistance médicale deviennent nécessaires, consulter un médecin. Ce livre est considéré comme un guide et ne doit pas être utilisé en aucune façon pour nuire à votre santé. Consultez un médecin avant de commencer ce plan nutritionnel pour vous assurer qu'il s'adapte à vos besoins.

REMERCIEMENTS

La réalisation et le succès de ce livre n'auraient pu être possibles sans la motivation et le soutien de ma famille.

50 Recettes de Jus pour Réduire Votre Hypertension Artérielle : Une Méthode Simple pour Réduire Votre Hypertension

Par

Joseph Correa

Nutritionniste Certifié des Sportifs

SOMMAIRE

A PROPOS DE L'AUTEUR

En tant que nutritionniste certifié des sportifs, je crois honnêtement aux effets positifs qu'une alimentation saine peut avoir sur le corps et l'esprit. Ma connaissance et mon expérience m'ont aidé à vivre en meilleure santé tout au long des années que j'ai partagées avec la famille et les amis. Plus vous en saurez sur le fait de manger et de boire pour une meilleure santé, plus tôt vous voudrez changer votre vie et vos habitudes alimentaires.

La nutrition est essentielle dans le processus d'être en meilleure santé et de vivre plus longtemps, alors commencez dès aujourd'hui.

INTRODUCTION

50 Recettes de Jus pour réduire votre Hypertension Artérielle vous aidera à contrôler votre pression sanguine plus naturellement et plus rapidement. L'hypertension est un sérieux problème de santé qui doit être traité avec des exercices et une nutrition appropriée. Ce ne sont pas des recettes destinées à remplacer vos repas mais ils devraient compléter vos repas quotidiens normaux.

Être trop occupé à se nourrir correctement peut parfois devenir un problème et voilà pourquoi ce livre vous fera économiser du temps et vous aidera à bien nourrir votre corps pour atteindre les objectifs que vous voulez.

Ce livre vous aidera à :

-Baisser votre pression sanguine.

-Réduire les lipides.

-Nettoyer votre flux sanguin.

-Avoir plus d'énergie.

-Accélérer naturellement votre métabolisme pour devenir plus mince.

-Améliorer votre système digestif.

Joseph Correa est un nutritionniste certifié des sportifs et un athlète professionnel.

50 RECETTES DE JUS POUR REDUIRE VOTRE HYPERTENSION ARTERIELLE

1.   La Surprise de l'Aube

Cette recette de jus est une bonne solution aux problèmes d'hypertension. Elle est riche en vitamines et en minéraux qui transformeront votre organisme en une véritable usine d'énergie saine.

Avantages Nutritionnels:

Le céleri est bien connu pour être très riche en calcium. Le céleri aide à contrôler l'hypertension. Les poires contiennent des antioxydants qui aident à prévenir l'hypertension.

Ingrédients:

- Pommes – 2 moyennes 360g
- Carottes - 2 moyennes 122g
- Céleri - 3 grandes tiges 190g
- Citrons (épluchés) - 2 fruits 165g

- Poires - 2 moyennes 356g

Préparation:

Lavez bien tous les ingrédients.

Faites-en un jus délicieux et frais, et savourez-le immédiatement.

Valeur Nutritive : Total des Calories: 381

Vitamines: Vitamine A 785ug, Vitamine C 187mg, Calcium 130mg

Minéraux: Sodium 221mg, Potassium 2454mg

Sucres 55g

2. Crème Légère

La meilleure façon de rester détendu et plein d'énergie durant toute la journée est de commencer par un jus naturel. Voici une excellente recette qui fera plus que cela, vérifiez-la.

Avantages Nutritionnels:

Certains composés de protéines que vous ne trouvez que dans les épinards sont très bons pour abaisser l'hypertension. On sait que le poivron réduit le cholestérol et l'hypertension.

Ingrédients:

- Concombre - 1/2 concombre 150g
- Persil - 2 poignées 80g
- Poivron - 1/2 moyen 59g
- Épinards - 1 tasse 30g
- Tomates - 3 moyennes entières 350g
- Chou rouge - 1 feuille 22g

Préparation:

Lavez bien tous les ingrédients.

Faites en un jus délicieux et frais, et savourez-le immédiatement.

Valeurs nutritives : Total des Calories: 115

Vitamines: Vitamine A 205ug, Vitamine C 97mg, Calcium 221mg

Minéraux: Sodium 212mg, Potassium 1755mg

Sucres 13g

3.   Un Revitalisant pour l'Esprit

Une variété de fruits et de légumes fait une grande recette pour avoir un corps sain. C'est pourquoi cette recette est puissante et saine et vous devriez l'essayer le matin.

Avantages Nutritionnels:

Une étude récente a montré que les produits alimentaires riches en potassium font baisser l'hypertension artérielle. Les oranges sont une grande source de Vitamine C.

Ingrédients:

- Concombre - 1 concombre 300g
- Oranges - 2 fruits 260g
- Ananas - 1/4 fruit 226.25g
- Épinards - 5 poignées 125g
- Banane – 1 moyenne 90g

Préparation:

Lavez bien tous les ingrédients.

Faites en un jus délicieux et frais, et savourez-le immédiatement.

Valeurs nutritives : Total des Calories: 184

Vitamines: Vitamine A 421ug, Vitamine C 154mg, Calcium 202mg

Minéraux: Sodium 71mg, Potassium 1322mg

Sucres 30g

4.   Jus HT

Quand vous voulez un corps et un esprit sains vous devriez ajouter à vos habitudes alimentaires des recettes de différents jus qui incluent des légumes feuillus, et les mélanger avec des ingrédients savoureux pour améliorer la saveur de la boisson.

Avantages Nutritionnels:

Le jus de citron vert est utile pour les gens qui ont des problèmes cardiaques parce qu'il contient du potassium. Il aide aussi à contrôler l'hypertension artérielle et réduit le stress mental.

Ingrédients:

- Pommes - 2 moyennes 364g
- Chou frisé - 5 feuilles 175g
- Citron Vert - 1/2 fruit 32g
- Orange - 150g
- Carotte -1 grande 70g

Préparation:

Lavez bien tous les ingrédients.

Faites en un jus délicieux et frais, et savourez-le immédiatement.

Valeurs nutritives : Total des Calories: 160

Vitamines: Vitamine A 300ug, Vitamine C 191mg, Calcium 109mg

Minéraux: Sodium 103mg, Potassium 1437mg

Sucres 43g

5.   Grand A

Vous pouvez toujours utiliser une nouvelle recette de jus contenant tous les éléments essentiels en Minéraux et en Vitamines qui mèneront votre organisme à un résultat plus sain. Ceci est une autre très bonne boisson du matin.

Avantages Nutritionnels:

La pectine dans des pommes fait baisser le taux de cholestérol et peut aussi aider à abaisser l'hypertension artérielle. Le jus de poire a un effet anti-inflammatoire et c'est un très bon fournisseur nutritif.

Ingrédients:

- Pommes - 2 moyennes 360g
- Orange (épluchée) - 1 fruit 130g
- Poires - 2 moyennes 356g
- Patate douce - 130g
- Citron Vert ½ - 33g

Préparation:

Lavez bien tous les ingrédients.

Faites en un jus délicieux et frais, et savourez-le immédiatement.

Valeurs nutritives : Total des Calories: 307

Vitamines: Vitamine A 610ug, Vitamine C 61mg, Calcium 123mg

Minéraux: Sodium 120mg, Potassium 1221mg

Sucres 60g

6.   Belle Journée

Cette recette de jus est excellente si vous voulez un changement positif pour votre cœur. Si vous avez eu des problèmes de cœur dans le passé, essayez cette boisson et voyez ce qu'elle peut faire pour vous.

Avantages Nutritionnels:

Les betteraves ont des propriétés médicinales, elles aident à normaliser l'hypertension artérielle et elles sont également riches en glucides, c'est une grande source d'énergie instantanée.

Ingrédients:

- Betterave rouge - 1 betterave 80g
- Carottes - 3 grandes 215g
- Concombre - 1/2 concombre 150g
- Racine de Gingembre - 1/2 pouce 12g
- Citron Vert - ½ 33g

Préparation:

Lavez bien tous les ingrédients.

Faites en un jus délicieux et frais, et savourez-le immédiatement.

Valeurs nutritives : Total des Calories: 137

Vitamines: Vitamine A 1104ug, Vitamine C 19mg, Calcium 143mg

Minéraux: Sodium 265mg, Potassium 1391mg

Sucres 22g

7.   Le Dieu Vert

Vous devriez essayer cette recette de jus au déjeuner parce qu'elle est très riche en substances nutritives qui seront mieux absorbées à ce moment de la journée et seront plus faciles à digérer.

Avantages Nutritionnels:

Le concombre est un composant essentiel du tissu conjonctif sain et il aide aussi à baisser l'hypertension artérielle.

Ingrédients:

- Céleri - 4 grandes tiges 255g
- Concombre - 1 concombre 300g
- Racine de Gingembre - 1 pouce 24g
- Citron - 1/2 fruit 42g

Préparation:

Lavez bien tous les ingrédients.

Faites en un jus délicieux et frais, et savourez-le immédiatement.

Valeurs nutritives : Total des Calories: 183

Vitamines: Vitamine A 764ug, Vitamine C 171mg, Calcium 312mg

Minéraux: Sodium 195mg, Potassium 1872mg

Sucres 30g

8.   Le Jus Réparateur

Voici une autre excellente recette de jus qui vous aidera à améliorer votre santé et votre bien-être général. Si la combinaison de citron et d'orange est trop forte pour vous, éliminez simplement l'un des deux, mais si vous pouvez les boire ensemble ce sera mieux.

Avantages Nutritionnels:

Le jus de citron réduit la dépression et contrôle l'hypertension artérielle, et la vitamine C contribue à réduire l'incidence des ulcères gastroduodénaux.

Ingrédients:

- Céleri – 4 grandes tiges 255g
- Citron (avec l'écorce) - 1/2 fruit 28g
- Orange (épluchée) - 1 grande 180g
- Épinards - 5 poignées 125g

Préparation:

Lavez bien tous les ingrédients.

Faites en un jus délicieux et frais, et savourez-le immédiatement.

Valeurs nutritives : Total des Calories: 202

Vitamines: Vitamine A 250ug, Vitamine C 87mg, Calcium 211mg

Minéraux: Sodium 211mg, Potassium 1501mg

Sucres 40g

9.   Jus de GROWL

Les recettes de jus sont une façon rapide de se maintenir à niveau avec un style de vie moderne pour les individus qui cherchent à avoir un corps sain. Ceci est une excellente recette pour baisser l'hypertension artérielle et renforcer votre cœur.

Avantages Nutritionnels:

Le gingembre peut avoir un bon rôle en abaissant le cholestérol et contribue aussi à abaisser l'hypertension artérielle. L'extrait de la peau de pomme peut réduire les risques de cancer du foie et il serait donc préférable que vous les laviez bien et que vous ajoutiez la peau dans le jus.

Ingrédients:

- Pommes – 2 moyennes 365g
- Céleri – 3 grandes tiges 192g
- Concombre - 1 concombre 300g
- Citron vert (avec l'écorce) - 1 fruit 65g

- Persil - 1 bouquet 150g

Préparation:

Lavez bien tous les ingrédients.

Faites en un jus délicieux et frais, et savourez-le immédiatement.

Valeurs nutritives : Total des Calories: 202

Vitamines: Vitamine A 590ug, Vitamine C 156mg, Calcium 281mg

Minéraux: Sodium 197mg, Potassium 1789mg

Sucres 28g

10. Jus de Toutes les Stars

Commencez votre journée avec force grâce à ce grand mélange de fruits et de légumes délicieux. Ces ingrédients sont parfaits pour vous parce qu'ils sont nourrissants et riches en Vitamines

Avantages Nutritionnels:

Les poires contiennent l'anti-cancérigène glutathion qui aide à prévenir l'hypertension artérielle. Les carottes sont riches en bêta carotène et ils peuvent aussi réduire l'hypertension artérielle.

Ingrédients:

- Carottes - 4 moyennes 220g
- Concombre - 1 concombre 300g
- Citron - 1 fruit 58g
- Poire - 1 moyenne 178g
- Céleri - 1 grande tige 62g

Préparation:

Lavez bien tous les ingrédients.

Faites en un jus délicieux et frais, et savourez-le immédiatement.

Valeurs nutritives : Total des Calories: 210

Vitamines: Vitamine A 1044ug, Vitamine C 40mg, Calcium 139mg

Minéraux: Sodium 149mg, Potassium 1451mg

Sucres 32g

11. Jus de Junior

Quand chaque seconde est précieuse et que vous pensez que vous manquez de temps pour devenir plus sains, vous ne devriez pas négliger votre corps, c'est pourquoi cette recette de jus géniale fera des miracles pour vous et votre corps dans une période de temps très courte.

Avantages Nutritionnels:

Le céleri est excellent pour baisser l'hypertension artérielle et c'est une grande source de substances nutritives.

Ingrédients:

- Céleri - 3 grandes tiges 190g
- Concombre - 1/2 concombre 150g
- Racine de Gingembre - 1/2 pouce 12g
- Chou frisé - 2 feuilles 70g
- Banane - 1 moyenne 90g

Préparation:

Lavez bien tous les ingrédients.

Faites en un jus délicieux et frais, et savourez-le immédiatement.

Valeurs nutritives : Total des Calories: 200

Vitamines: Vitamine A 503ug, Vitamine C 176mg, Calcium 276mg

Minéraux: Sodium 133mg, Potassium 1569mg

Sucres 45g

12.   Mix Mr. Cœur Sain

Assurez-vous de commencer votre journée avec ce mélange sain pour le cœur avec une très bonne saveur grâce à la combinaison de pomme et de banane.

Avantages Nutritionnels:

Les bananes jouent un rôle important dans la réduction de l'hypertension artérielle. Les pommes réduisent le cholestérol et aussi augmentent la densité osseuse.

Ingrédients:

- Carottes - 4 moyenne 242g
- Céleri - 3 grandes tiges 190g
- Racine de Gingembre - 1/2 pouce 11g
- Banane – 1 moyenne 90g
- Pomme – 1 moyenne 180g

Préparation:

Lavez bien tous les ingrédients.

Faites en un jus délicieux et frais, et savourez-le immédiatement.

Valeurs nutritives : Total des Calories: 233

Vitamines: Vitamine A 1312ug, Vitamine C 27mg, Calcium 143mg

Minéraux: Sodium 310mg, Potassium 1670mg

Sucres 44g

13. Boisson d'un Petit Déjeuner Ensoleillé

Voici une excellente recette de jus avec laquelle vous pouvez commencer votre journée. Ce jus gardera votre énergie à un haut niveau toute la journée et sera aussi une excellente source de vitamines, alors vérifiez-le.

Avantages Nutritionnels:

Les tomates sont réputées pour être excellentes pour votre cœur et peuvent baisser la tension. Elles sont aussi une grande source de Vitamine C.

Ingrédients:

- Pomme (verte) - 1 moyenne 180g
- Concombre - 1 concombre 300g
- Raisins (verts) - 15 raisins 90g
- Épinards - 2 tasses 60g
- Tomate - 1 moyenne entière 121g

Préparation:

Lavez bien tous les ingrédients.

Faites en un jus délicieux et frais, et savourez-le immédiatement.

Valeurs nutritives : Total des Calories: 179

Vitamines: Vitamine A 540ug, Vitamine C 59mg, Calcium 144mg

Minéraux: Sodium 112mg, Potassium 1448mg

Sucres 31g

14. Une Pluie de Betterave

Si vous êtes prêts à commencer une habitude saine, faire des jus est une merveilleuse idée. La patate douce dans cette boisson lui donnera une nouvelle saveur délicieuse que vous allez apprécier.

Avantages Nutritionnels:

Des études médicales ont montré qu'ajouter des betteraves dans votre régime protège votre organisme contre les maladies cardiaques. Elles aident aussi à régénérer les globules rouges et à fournir de l'oxygène frais au corps.

Ingrédients:

- Pomme - 1 moyenne 180g
- Betterave - 1 betterave 170g
- Citron - 1/2 fruit 42g
- Oranges (épluchées) - 2 fruits 262g
- Patate Douce – 1 Patate 130g

Préparation:

Lavez bien tous les ingrédients.

Faites en un jus délicieux et frais, et savourez-le immédiatement.

Valeurs nutritives : Total des Calories: 245

Vitamines: Vitamine A 450ug, Vitamine C 87mg, Calcium 137mg

Minéraux: Sodium 227mg, Potassium 1894mg

Sucres 34g

15. La Parade de l'Arc-en-ciel

Le monde des sciences découvre chaque jour de nouvelles choses sur l'importance qu'ont les fruits et légumes par rapport à nos vies. Voici l'exemple d'une excellente recette de jus qui vous donnera envie de l'ajouter à vos repas quotidiens.

Avantages Nutritionnels:

Une étude récente a montré que les produits alimentaires riches en magnésium et en fibres aident à baisser l'hypertension artérielle à un niveau plus sain. L'épinard est un excellent constructeur de sang et il régénère les cellules rouges.

Ingrédients:

- Céleri - 4 tiges, moyennes 160g
- Concombre - 1/2 concombre 150g
- Raisins - 2 tasses 180g
- Épinards - 4 tasses 120g

Préparation:

Lavez bien tous les ingrédients.

Faites en un jus délicieux et frais, et savourez-le immédiatement.

Valeurs nutritives : Total des Calories: 219

Vitamines: Vitamine A 322ug, Vitamine C 37mg, Calcium 179mg

Minéraux: Sodium 144mg, Potassium 1671mg

Sucres 38g

16. Le Mix de l'Ananas Souriant

Voici une autre recette que vous devriez essayer.

Partagez-la avec votre famille parce qu'elle est vraiment

surprenante si vous aimez l'ananas.

Avantages Nutritionnels:

Boire du jus de citron est excellent pour le cœur et il aide

aussi à contrôler   l'hypertension artérielle. Une carotte

par jour réduit le risque d'accidents cérébraux-vasculaires

d'environ 66 pour cent.

Ingrédients:

- Carottes - 3 moyennes 180g
- Citron - 1/2 fruit 40g
- Ananas - 1/4 de fruit 225g
- Épinards - 2 poignées 50g

Préparation:

Lavez bien tous les ingrédients.

Faites en un jus délicieux et frais, et savourez-le immédiatement.

Valeurs nutritives : Total des Calories: 202

Vitamines: Vitamine A 975ug, Vitamine C 150mg, Calcium 165mg

Minéraux: Sodium 210mg, Potassium 1410mg

Sucres 37g

17. Jus Délicieux de Canneberges

Cette recette de jus est inhabituelle avec une variété d'ingrédients que vous ne trouverez pas normalement n'importe où, alors faites un essai et observez les résultats spectaculaires que vous obtiendrez.

Avantages Nutritionnels:

Les oranges, étant riches en Vitamine C, peuvent aider à stimuler les cellules blanches pour se battre contre les différentes infections et une étude récente les a reconnus comme efficaces pour abaisser l'hypertension artérielle.

Ingrédients:

- Canneberges - 3 tasses, 300g
- Racine de Gingembre - 2 pouces 45g
- Citrons Verts (avec l'écorce) - 2 fruits 134g
- Banane – 1 moyenne 90g

Préparation:

Lavez bien tous les ingrédients.

Faites en un jus délicieux et frais, et savourez-le immédiatement.

Valeurs nutritives : Total des Calories: 285

Vitamines: Vitamine A 145ug, Vitamine C 219mg, Calcium 172mg

Minéraux: Sodium 7mg, Potassium 1128mg

Sucres 48g

18. Un Vœu pour un Chou

Le chou frisé est plein de Vitamines nécessaires et de Minéraux qui aideront votre organisme à réduire l'hypertension artérielle et vous mettre d'aplomb pendant la journée. Ajoutez un peu plus de feuilles si cela ne vous dérange pas à cause de la saveur supplémentaire car il sera ainsi plus nutritif.

Avantages Nutritionnels:

Le chou frisé contient différents composés qui baissent l'hypertension artérielle et des études récentes montrent que les citrons aident à la réduction du cholestérol.

Ingrédients:

- Pommes - 2 moyenne 320g
- Chou frisé - 2 feuilles (8-12") 70g
- Citron (épluché) - 1 fruit 58g
- Tomate - 1 moyenne entière 120g

Préparation:

Lavez bien tous les ingrédients.

Faites en un jus délicieux et frais, et savourez-le immédiatement.

Valeurs nutritives : Total des Calories: 275

Vitamines: Vitamine A 434ug, Vitamine C 91mg, Calcium 201mg

Minéraux: Sodium 190mg, Potassium 1448mg

Sucres 45g

19.   Maxi de Carottes au Citron Vert

Ceci est un excellent jus à servir après ou pendant un grand repas. La combinaison de citron vert et de poivron lui donne une saveur forte mais la banane en fait une dégustation sucrée. Si vous estimez que la saveur est encore trop forte, ajoutez simplement la moitié d'une banane en plus.

Avantages Nutritionnels:

La consommation régulière de carottes réduit le taux de cholestérol et empêche les problèmes liés au cœur. Ils aident aussi à nettoyer le foie.

Ingrédients:

- Carottes - 2 grandes 170g
- Céleri - 2 grandes tiges 128g
- Citron vert - 1/2 fruit 32g
- Poivron - 1 poivron 14g
- Épinards - 2 tasses 60g
- Banane – 1 moyenne 90g

Préparation:

Lavez bien tous les ingrédients.

Faites en un jus délicieux et frais, et savourez-le immédiatement.

Valeurs nutritives : Total des Calories: 110

Vitamines: Vitamine A 875ug, Vitamine C 32mg, Calcium 127mg

Minéraux: Sodium 255mg, Potassium 1329mg

Sucres 15g

20. Le Concombre au Sommet

Si votre but est d'avoir un organisme sain, alors vous devriez essayer recette de jus. Vous pouvez diminuer la quantité d'oignon si vous n'en aimez pas la saveur mais on le recommanderait à cause de tout le bien qu'il fait à la santé.

Avantages Nutritionnels:

On a démontré que le persil fonctionne comme un antioxydant et aide à maintenir un niveau sain de tension artérielle. Le jus de tomate est une excellente source de Vitamine C, de calcium et de phosphore.

Ingrédients:

- Concombre - 1 concombre 300g
- Citron - 1 fruit 55g
- Oignon - 15g
- Persil - 1 poignée 40g
- Tomates - 2 petites entières 180g

Préparation:

Lavez bien tous les ingrédients.

Faites en un jus délicieux et frais, et savourez-le immédiatement.

Valeurs nutritives : Total des Calories: 79

Vitamines: Vitamine A 255ug, Vitamine C 105mg, Calcium 98mg

Minéraux: Sodium 30mg, Potassium 1077mg

Sucres 10g

21.   Broc Mix

Voyons si cette délicieuse recette de jus est ce que vous cherchez. Une des qualités de recettes de jus est qu'elles ne prennent pas beaucoup de temps à préparer et les résultats sont remarquables.

Avantages Nutritionnels:

Le brocoli aide au fonctionnement approprié de l'insuline et règle la glycémie, ainsi que la tension artérielle.

Ingrédients:

- Pomme - 1 moyenne 180g
- Brocoli - 1 tige 150g
- Carottes - 2 grandes 110g
- Céleri - 3 grandes tiges 190g
- Huile d'olive - 1 grande cuillère 13.5g

Préparation:

Lavez bien tous les ingrédients.

Faites en un jus délicieux et frais, et savourez-le immédiatement.

Valeurs nutritives : Total des Calories: 224

Vitamines: Vitamine A 1003ug, Vitamine C 110mg, Calcium 196mg

Minéraux: Sodium 215mg, Potassium 1335mg

Sucres 19g

22. Mix Surprise de Myrtilles

Les myrtilles ont un bon goût et sont de merveilleux antioxydants. Le mélange de ces ingrédients vous donnera un excellent jus à boire à n'importe quel moment de la journée et pas seulement le matin.

Avantages Nutritionnels:

Les vitamines font fonctionner correctement notre système et se trouvent en abondance dans les myrtilles. Les myrtilles aident aussi à maintenir un système immunitaire fort.

Ingrédients:

- Pomme - 1 moyenne 180g
- Myrtilles - 1 tasse 140g
- Brocoli - 1 tige 151g
- Tomate - 1 moyenne entière 120g

Préparation:

Lavez bien tous les ingrédients.

Faites en un jus délicieux et frais, et savourez-le immédiatement.

Valeurs nutritives : Total des Calories: 203

Vitamines: Vitamine A 784ug, Vitamine C 102mg, Calcium 115mg

Minéraux: Sodium 188mg, Potassium 1431mg

Sucres 39g

23. Un Bon Jus de Gingembre

Voici une autre excellente recette de jus que aimerez prendre à tout moment de la journée, assurez-vous juste de le préparer 30 minutes avant n'importe quel grand repas.

Avantages Nutritionnels:

La pectine contenue dans des carottes baisse le taux de cholestérol et elle est aussi riche en Vitamine A qui est bonne pour améliorer la vue.

Ingrédients:

- Carottes - 2 moyennes 120g
- Racine de Gingembre - 1/2 12g
- Citron - 1 fruit 50g
- Épinards - 2 poignées 50g

Préparation:

Lavez bien tous les ingrédients.

Faites en un jus délicieux et frais, et savourez-le immédiatement.

Valeurs nutritives : Total des Calories: 190

Vitamines: Vitamine A 1059ug, Vitamine C 71mg, Calcium 161mg

Minéraux: Sodium 192mg, Potassium 1430mg

Sucres 31g

24. Un Mix d'Oranges et de Bananes

Ceci est un merveilleux jus pour les gens qui ont des problèmes sérieux avec la tension et des problèmes de cœur.   Les ingrédients dans ce jus sont pleins de substances nutritives qui aideront aussi à renforcer votre système immunitaire.

Avantages Nutritionnels:

On a reconnu que les oranges sont riches en flavonoïdes et en Vitamine C pour baisser le risque de maladie cardiaque. Un flavonoïde appelé hespéridine qui se trouve dans les oranges peut baisser l'hypertension artérielle.

Ingrédients:

- Pommes - 2 moyenne 360g
- Racine de Gingembre - 1/2 pouce 12g
- Lime- ½ 30g
- Orange (épluchée) - 1 fruit 130g
- Banane – 1 moyenne 90g

Préparation:

Lavez bien tous les ingrédients.

Faites en un jus délicieux et frais, et savourez-le immédiatement.

Valeurs nutritives : Total des Calories: 166

Vitamines: Vitamine A 15ug, Vitamine C 71mg, Calcium 115mg

Minéraux: Sodium 85mg, Potassium 982mg

Sucres 34g

25.   Le Pamplemousse Ami du Cœur

Ceci est un excellent jus pour vous aider à empêcher l'hypertension artérielle et les problèmes de cœur. Le pamplemousse est un fruit puissant qui a la propriété de baisser le cholestérol. Vous pouvez ajouter le fruit entier si cela ne vous dérange pas au goût, ce sera encore meilleur pour vous et pour votre cœur.

Avantages Nutritionnels:

L'ajout de céleri dans votre régime protège le corps contre les maladies cardiaques et baisse aussi la tension artérielle. Les carottes ont un effet nettoyant sur le foie et l'aide à éliminer plus de bile.

Ingrédients:

- Pomme - 1 grande 200g
- Pamplemousse - 1/2 grande épluchée 160g
- Racine de betterave - 1 betterave 175g
- Carottes - 4 moyenne 244g
- Céleri - 1 grandes tiges 60g

Préparation:

Lavez bien tous les ingrédients.

Faites en un jus délicieux et frais, et savourez-le immédiatement.

Valeurs nutritives : Total des Calories: 175

Vitamines: Vitamine A 1632ug, Vitamine C 38mg, Calcium 181mg

Minéraux: Sodium 398mg, Potassium 1651mg

Sucres 33g

26. La Grenade Puissante

La grenade est un délicieux fruit qui donnera une saveur distinctive à ce jus quand elle est ajoutée aux autres ingrédients. Essayez cette boisson le matin ou l'après-midi, mais ce jus n'est pas recommandé dans la soirée.

Avantages Nutritionnels:

Le jus de citron aide à contrôler l'hypertension artérielle et empêche le stress mental et la dépression.

Ingrédients:

- Myrtilles - 1 tasse 145g
- Citron − 1/2 fruit 30g
- Grenade - 1 grenade 280g
- Banane − 1 moyenne 100g

Préparation:

Lavez bien tous les ingrédients.

Faites en un jus délicieux et frais, et savourez-le immédiatement.

Valeurs nutritives : Total des Calories: 176

Vitamines: Vitamine A 4ug, Vitamine C 42mg, Calcium 27mg

Minéraux: Sodium 6mg, Potassium 580mg

Sucres 35g

27.   Un Bon Démarrage

Quelle combinaison de Vitamines et Minéraux dans ce jus! Le chou frisé et l'épinard ensemble dans une même boisson sont spectaculaires. Assurez-vous de boire ce jus au moins une fois par semaine.

Avantages Nutritionnels:

Les gens qui mangent deux pommes par jour font baisser leur cholestérol d'au moins 15 pour cent. Les pommes peuvent aussi baisser l'hypertension artérielle.

Ingrédients:

- Pommes - 2 moyenne 360g
- Chou frisé - 2 feuilles 70g
- Épinards - 2 tasses 50g
- Citron vert – ½ fruit 30g

Préparation:

Lavez bien tous les ingrédients.

Faites en un jus délicieux et frais, et savourez-le immédiatement.

Valeurs nutritives : Total des Calories: 132

Vitamines: Vitamine A 453ug, Vitamine C 87mg, Calcium 126mg

Minéraux: Sodium 51mg, Potassium 815mg

Sucres 25g

28. La Coupe à la Carotte

Goûtez cette recette de jus et vous serez ravis de son gout délicieux sans oublier toutes ces substances nutritives essentielles qu'il contient. C'est un must pour les gens ayant de l'hypertension.

Avantages Nutritionnels:

La pectine dans les carottes baisse les taux de cholestérol et quelques études montrent qu'ils pourraient jouer un rôle dans la baisse de l'hypertension artérielle.

Ingrédients:

- Pommes - 2 moyennes 360g
- Carottes - 2 moyennes 120g
- Racine de Gingembre - 1/2 pouce 12g
- Concombre -1 petit 200g

Préparation:

Lavez bien tous les ingrédients.

Faites en un jus délicieux et frais, et savourez-le immédiatement.

Valeurs nutritives : Total des Calories: 185

Vitamines: Vitamine A 750ug, Vitamine C 25mg, Calcium 54mg

Minéraux: Sodium 48mg, Potassium 609mg

Sucres 27g

29. J'adore la Pêche

Peut importe le moment de la journée, cette recette de jus peut être servie à n'importe quelle heure. Vérifiez tous les ingrédients et préparez-vous à consommer un jus délicieux avec une saveur vraiment fantastique.

Avantages Nutritionnels:

Les pêches peuvent aider au maintien d'un niveau de tension artérielle équilibré et aussi être un épurateur du sang.

Ingrédients:

- Carottes - 3 moyenne 130gg
- Citron - 1/2 fruit 42g
- Pêches - 5 moyennes 750g
- Orange- 1 moyenne 120g

Préparation:

Lavez bien tous les ingrédients.

Faites en un jus délicieux et frais, et savourez-le immédiatement.

Valeurs nutritives : Total des Calories: 362

Vitamines: Vitamine A 520ug, Vitamine C 71mg, Calcium 215mg

Minéraux: Sodium 401mg, Potassium 3024mg

Sucres 7g

30. Douces Patates

Voici un autre excellent jus de dégustation avec de la patate douce qui est pleine de Vitamines et de Minéraux. C'est très riche en bêta carotène qui est fondamental dans la prévention de problèmes de peau et de l'hypertension.

Avantages Nutritionnels:

Les patates douces sont une bonne source de substances nutritives et on a démontré que les betteraves aident à nettoyer le sang.

Ingrédients:

- Pommes - 2 moyennes 364g
- Betteraves - 1 betterave 82g
- Patate Douce - 1 Patate Douce 130g
- Banane – 1 moyenne 100g

Préparation:

Lavez bien tous les ingrédients.

Faites en un jus délicieux et frais, et savourez-le immédiatement.

Valeurs nutritives : Total des Calories: 201

Vitamines: Vitamine A 640ug, Vitamine C 16mg, Calcium 53mg

Minéraux: Sodium 420mg, Potassium 3105mg

Sucres 30g

31.   Un Mix Oranges Ananas

Un esprit sain et un corps sain devraient être la devise de chaque individu. Ajoutez ou réduisez la quantité de racine de gingembre et de chou frisé selon votre préférence.

Avantages Nutritionnels:

On a démontré que les oranges aident à baisser l'hypertension artérielle et le gingembre abaisse le cholestérol.

Ingrédients:

- Racine de Gingembre - 1/2 pouce 12g
- Chou frisé - 4 feuilles 140g
- Orange - 1 petite 96g
- Ananas - 1 tasse en morceaux 165g
- Concombre - 1 concombre 300g

Préparation:

Lavez bien tous les ingrédients.

Faites en un jus délicieux et frais, et savourez-le immédiatement.

Valeurs nutritives : Total des Calories: 250

Vitamines: Vitamine A 594ug, Vitamine C 241mg, Calcium 203mg

Minéraux: Sodium 39mg, Potassium 1160mg

Sucres 40g

32. Pêches et Betteraves

Qu'est-ce qui est plus important que votre propre santé ? Prenez le temps d'alimenter votre organisme avec toutes les bonnes Vitamines et les substances nutritives dont il a besoin avec cet excellent jus. Ne prêtez pas attention à la couleur de la boisson car c'est la saveur qui fera toute la différence.

Avantages Nutritionnels:

La grande quantité de fer dans des betteraves régénère et réactive les globules rouges. Ils normalisent aussi la tension en l'abaissant ou en l'élevant.

Ingrédients:

- Pomme - 1 moyenne 180g
- Racine de Betterave - 1 betterave 82g
- Citron - 1/2 fruit 29g
- Pêche -1 moyenne 120g

Préparation:

Lavez bien tous les ingrédients.

Faites en un jus délicieux et frais, et savourez-le immédiatement.

Valeurs nutritives : Total des Calories: 180

Vitamines: Vitamine A 10ug, Vitamine C 101mg, Calcium 45mg

Minéraux: Sodium 44mg, Potassium 760mg

Sucres 39g

33. Punch d'Épinards

Faire des jus est devenu une façon très populaire de devenir sain, mais n'est pas encore aussi populaire que dans l'avenir. Ayez de l'avance sur tout le monde en faisant des jus pour contrôler votre hypertension artérielle avec ce mélange d'épinards.

Avantages Nutritionnels:

La racine de gingembre est excellente pour baisser la tension artérielle et réduire les risques de cancer.

Ingrédients:

- Pommes - 1 moyenne 180g
- Carottes - 2 moyenne 120g
- Racine de Gingembre - 1/2 pouce 12g
- Citron Vert - 1 fruit 55g
- Épinards – 2 poignées 50g

Préparation:

Lavez bien tous les ingrédients.

Faites en un jus délicieux et frais, et savourez-le immédiatement.

Valeurs nutritives : Total des Calories: 193

Vitamines: Vitamine A 1785ug, Vitamine C 98 mg, Calcium 94mg

Minéraux: Sodium 156mg, Potassium 1459mg

Sucres 33g

34. Mix de Fenouil pour la Santé

Votre propre santé devrait être traitée sérieusement. Avoir de l'hypertension est sérieux et devrait être soigneusement surveillé. Ce jus est un excellent début pour le maintien d'une tension stabilisée.

Avantages Nutritionnels:

Boire du jus de Fenouil est utile pour les gens souffrant de problèmes du cœur car il contient du potassium. Le Gingembre peut augmenter la circulation sanguine et combattre la fièvre.

Ingrédients:

- Pommes - 2 moyennes 360g
- Bulbe de Fenouil (avec les feuilles) - 1 bulbe 230g
- Racine de Gingembre - 1/2 pouce 12g
- Orange (épluchée) - 1 fruit 130g

Préparation:

Lavez bien tous les ingrédients.

Faites en un jus délicieux et frais, et savourez-le immédiatement.

Valeurs nutritives : Total des Calories: 153

Vitamines: Vitamine A 15ug, Vitamine C 70mg, Calcium 118mg

Minéraux: Sodium 79mg, Potassium 1144mg

Sucres 31g

35.   La Betterave Rapide

Une bonne solution pour n'importe quel type de problème de santé est d'ajouter des fruits et des légumes à vos recettes de jus. Vérifiez les Avantages Nutritionnels, et tous les ingrédients que vous obtiendrez grâce à ce jus et la saveur différente du persil.

Avantages Nutritionnels:

Le persil a été utilisé dans des études animales pour aider à augmenter la capacité d'antioxydant du sang. Les betteraves sont utiles pour aider à nettoyer le foie et le foie aide à métaboliser les lipides.

Ingrédients:

- Pomme - 1 moyenne 180g
- Racine de betterave - 1/2 betterave 40g
- Carottes - 3 moyennes 180g
- Persil - 1 poignée 40g
- Citron Vert − ½ 30g

Préparation:

Lavez bien tous les ingrédients.

Faites en un jus délicieux et frais, et savourez-le immédiatement.

Valeurs nutritives : Total des Calories: 119

Vitamines: Vitamine A 1174ug, Vitamine C 45mg, Calcium 121mg

Minéraux: Sodium 190mg, Potassium 1005mg

Sucres 22g

36. Le Jus d'Ananas Plus

La combinaison de l'ananas et de la pomme donne un goût délicieux à ce jus et les autres ingrédients apportent des vitamines supplémentaires, ce qui est un excellent choix pour commencer la journée, mais ce jus peut également être savouré à n'importe quel moment de la journée.

Avantages Nutritionnels:

Le jus d'ananas est riche en Vitamines et il peut aider à baisser l'hypertension artérielle et même à réduire le taux de cholestérol.

Ingrédients:

- Pomme - 1 moyenne 180g
- Citron - 1/2 fruit 25g
- Orange (épluchée) - 1 grande 180g
- Ananas - 1/4 fruit 225g
- Concombre – 1 300g

Préparation:

Lavez bien tous les ingrédients.

Faites en un jus délicieux et frais, et savourez-le immédiatement.

Valeurs nutritives : Total des Calories: 215

Vitamines: Vitamine A 41ug, Vitamine C 140mg, Calcium 90mg

Minéraux: Sodium 5mg, Potassium 837mg

Sucres 49g

37. Double Mangue Orange

Alors que votre corps vieillit, si vous ne vous en occupez pas, vous pourriez rencontrer différents problèmes. L'un d'entre eux étant l'hypertension artérielle. Cette recette de jus vous aidera à contrôler votre hypertension et empêchera d'autres futurs problèmes de santé.

Avantages Nutritionnels:

Les oranges, étant riches en Vitamine C peuvent aider à stimuler les cellules blanches pour combattre l'infection, construisant naturellement un bon système immunitaire. La mangue peut aider à réduire le cholestérol.

Ingrédients:

- Pomme - 1 grande 223g
- Citron (épluché) - 1/2 fruit 29g
- Mangue (épluchée) - 1 fruit 336g
- Orange - 1 grande 184g
- Épinards – 50g

Préparation:

Lavez bien tous les ingrédients.

Faites en un jus délicieux et frais, et savourez-le immédiatement.

Valeurs nutritives : Total des Calories: 245

Vitamines: Vitamine A 146ug, Vitamine C 147mg, Calcium 91mg

Minéraux: Sodium 4mg, Potassium 860mg

Sucres 50g

38. Délice d'Orange

Essayez cette recette de jus et voyez les Avantages Nutritionnels : ce qui changera, ce que vous ressentirez, et comment vous vous comporterez durant la journée. Vous verrez qu'après l'avoir essayé le premier jour vous ne pourrez plus vous en passer.

Avantages Nutritionnels:

Les carottes font des merveilles pour stimuler le système immunitaire en augmentant la production et la performance de globules blancs. Les oranges peuvent baisser l'hypertension artérielle.

Ingrédients:

- Pommes - 2 grandes 400g
- Carottes - 5 moyenne 200g
- Orange - 1 grande 184g
- Pêches - 2 grandes 350g
- Banane – 1 moyenne 100g

Préparation:

Lavez bien tous les ingrédients.

Faites en un jus délicieux et frais, et savourez-le immédiatement.

Valeurs nutritives : Total des Calories: 379

Vitamines: Vitamine A 3376ug, Vitamine C 116mg, Calcium 220mg

Minéraux: Sodium 291mg, Potassium 2521mg

Sucres 80g

39. Canneberge Légère

Cette recette de jus est excellente à servir en fin de journée, parce qu'elle permettra à votre corps de se détendre plus rapidement avant le sommeil. Elle vous apporte aussi beaucoup de Vitamines et Minéraux dont vous aurez besoin pour démarrer le lendemain matin.

Avantages Nutritionnels:

Les canneberges sont une grande source de Vitamines and de Minéraux. Elles abaissent l'hypertension artérielle et améliorent la circulation du sang.

Ingrédients:

- Pommes - 3 moyennes 546g
- Canneberges - 1/2 tasse entières 50g
- Racine de Gingembre - 1/4 de pouce 6g
- Orange - 1 grande (184g)
- Citron Vert – ½ fruit 25 g
- Épinards – 50g

Préparation:

Lavez bien tous les ingrédients.

Faites en un jus délicieux et frais, et savourez-le immédiatement.

Valeurs nutritives : Total des Calories: 220

Vitamines: Vitamine A 23ug, Vitamine C 87mg, Calcium 80mg

Minéraux: Sodium 5mg, Potassium 725mg

Sucres 41g

40.   Mix pour Réduire le Stress

Si vous souffrez de stress, vous devriez vraiment essayer cette recette de jus. Elle est excellente et vous n'aurez plus à stresser pour votre santé, puisque maintenant vous obtiendrez une meilleure quantité de substances nutritives.

Avantages Nutritionnels:

Le céleri calme les nerfs grâce à la haute teneur en calcium et il aide à contrôler l'hypertension artérielle. Le céleri devrait être mangé cru pour réduire l'hypertension.

Ingrédients:

- Pomme - 1 moyenne 180g
- Céleri - 2 grandes tiges 120gg
- Citron (avec la peau) - 1/2 fruit 42g
- Banane – 1 moyenne 100g

Préparation:

Lavez bien tous les ingrédients.

Faites en un jus délicieux et frais, et savourez-le immédiatement.

Valeurs nutritives : Total des Calories: 128

Vitamines: Vitamine A 101ug, Vitamine C 87mg, Calcium 140mg

Minéraux: Sodium 124mg, Potassium 1027mg

Sucres 19g

41.   La Victoire B

Cette recette de jus devrait être tout en haut de votre liste. Elle contient beaucoup de Vitamines et des Minéraux. Le meilleur moment de la journée pour la servir serait le matin parce qu'elle vous remplira d'énergie pour la journée.

Avantages Nutritionnels:

Les betteraves sont riches en glucides, ce qui signifie qu'elles sont une grande source d'énergie instantanée. Elles sont un bon épurateur de sang.

Ingrédients:

- Pomme - 1 grande 200g
- Racine de Betterave - 1 betterave 170g
- Carottes - 4 moyennes 241g
- Céleri - 1 grande tige 60g

Préparation:

Lavez bien tous les ingrédients.

Faites en un jus délicieux et frais, et savourez-le immédiatement.

Valeurs nutritives : Total des Calories: 155

Vitamines: Vitamine A 1292ug, Vitamine C 34mg, Calcium 175mg

Minéraux: Sodium 300mg, Potassium 1750mg

Sucres 30g

42. La Gorgée Double AA

Après avoir pris un repas vous devriez attendre 30 à 60 minutes avant de consommer ce jus. Vérifiez les Ingrédients et la Préparation avant de commencer. Préparez-vous à une source délicieuse et très saine de Vitamines et de Minéraux.

Avantages Nutritionnels:

Les avocats réduisent le risque de maladies cardiaques et aident le système immunitaire à devenir plus fort.

Ingrédients:

- Pommes – 1 moyenne 150g
- Avocat - 1 avocat 188g
- Citron Vert - 1 fruit 60g
- Épinards - 2 tasses 60g

Préparation:

Lavez bien tous les ingrédients.

Faites en un jus délicieux et frais, et savourez-le immédiatement.

Valeurs nutritives : Total des Calories: 353

Vitamines: Vitamine A 243ug, Vitamine C 47mg, Calcium 164mg

Minéraux: Sodium 152mg, Potassium 1788mg

Sucres 20g

43. Jus BALK

Si vous voulez commencer à contrôler votre hypertension d'une façon rapide et efficace, vous devriez commencer par ce jus. Il est facile à préparer et il a une bonne source d'antioxydants nécessaires pour empêcher toutes sortes de maladies.

Avantages Nutritionnels:

Le kiwi contient plusieurs substances nutritives, y compris le fer, le cuivre et les Vitamines. Les études indiquent qu'il pourrait aider à réduire les maladies cardiaques.

Ingrédients:

- Mûres - 1 tasse 120g
- Fruit Kiwi - 1 fruit 69g
- Pommes -2 grandes 360 g
- Citron Vert – ½ citron vert 30 g

Préparation:

Lavez bien tous les ingrédients.

Faites en un jus délicieux et frais, et savourez-le immédiatement.

Valeurs nutritives : Total des Calories: 183

Vitamines: Vitamine A 80ug, Vitamine C 110mg, Calcium 75mg

Minéraux: Sodium 7mg, Potassium 560mg

Sucres 30g

44. Double Mix Quotidien

En effet, un style de vie sain devrait consister à faire quotidiennement des exercices et à s'occuper de votre régime. C'est pourquoi cette recette de jus devrait être prise souvent, et le matin, pour vous aider à commencer votre journée par une forte dose de bêta carotène.

Avantages Nutritionnels:

Le céleri et les pommes aident à abaisser l'hypertension artérielle et ils sont une excellente source de substances nutritives.

Ingrédients:

- 2 grandes carottes, 200g
- Tomate -1 moyenne 110g
- Pomme – 1 moyenne 100g
- Céleri -1 tige 50g

Préparation:

Lavez bien tous les ingrédients.

Faites en un jus délicieux et frais, et savourez-le immédiatement.

Valeurs nutritives : Total des Calories: 163

Vitamines: Vitamine A 400µg, Vitamine C 15mg, Calcium 20mg

Minéraux: Sodium 13mg, Potassium 223 mg

Sucres 15g

45. Patate Acidulée

Si vous cherchez quelque chose qui peut vous aider à soigner les problèmes d'hypertension artérielle, vous devriez voir comment est préparée cette recette de jus et faire un essai. Vous pourriez vouloir la prendre le matin, mais pouvez aussi la boire pendant la journée. Elle présente bien et a un goût encore meilleur grâce à tous les bons ingrédients qu'elle contient.

Avantages Nutritionnels:

Les oranges sont une grande source de Vitamines et peuvent aussi aider dans la réduction de l'hypertension artérielle.

Ingrédients:

- Pommes – 2, 360g
- Céleri - 1 tige65g
- Orange (épluchée) - 125g
- Patate Douce - 120g
- Banane – 1 moyenne 100g

Préparation:

Lavez bien tous les ingrédients.

Faites en un jus délicieux et frais, et savourez-le immédiatement.

Valeurs nutritives : Total des Calories: 330

Vitamines: Vitamine A 690µg, Vitamine C 75mg, Calcium 150mg

Minéraux: Sodium 76mg, Potassium 349mg

Sucres 55g

46. Bol d'Energie

Il y a beaucoup de recettes de jus qui apporteront des résultats positifs à votre santé mais celle-ci est spécifique pour l'hypertension artérielle. Vous pouvez éliminer le citron vert si vous estimez qu'il donne une saveur trop forte pour votre palais.

Avantages Nutritionnels:

Les carottes augmentent la performance des globules blancs et aident à éliminer les liquides en excès dans l'organisme. Elles réduisent aussi l'hypertension artérielle.

Ingrédients:

- Carottes - 2 moyennes 120g
- Céleri - 1 tige, 50g
- Tomates - 2 moyennes entières 220g
- Banane – 1 moyenne 100g
- Citron Vert – ½ Fruit 25g

Préparation:

Lavez bien tous les ingrédients.

Faites en un jus délicieux et frais, et savourez-le immédiatement.

Valeurs nutritives : Total des Calories: 85

Vitamines: Vitamine A 900µg, Vitamine C 140mg, Calcium 197mg

Minéraux: Sodium 24mg, Potassium 268mg

Sucres 14g

47. Mix de la Force Maximum

Cette recette de jus est excellente à servir le matin à cause de son goût fort et des merveilleux effets qu'elle aura sur votre organisme pendant toute la journée. Vous pouvez ajouter ou réduire les mesures des ingrédients pour satisfaire vos besoins et l'ajuster à votre goût.

Avantages Nutritionnels:

Les pommes sont une grande source de Vitamines et elles sont aussi réputées pour abaisser l'hypertension artérielle et être riches en substances nutritives.

Ingrédients:

- Pomme -1 grande – 120g
- Racine de Gingembre - 45g
- Pamplemousse (épluchée)- 300g

Préparation:

Lavez bien tous les ingrédients.

Faites en un jus délicieux et frais, et savourez-le immédiatement.

Valeurs nutritives : Total des Calories: 220

Vitamines: Vitamine A 123µg, Vitamine C 200mg, Calcium 139mg

Minéraux: Sodium 9mg, Potassium 220mg

Sucres 42g

48. Mix Punch de Fraises

Ce jus est très riche en Vitamine C grâce à toutes les fraises qu'il contient ainsi que le citron. Les carottes ajoutent du bêta carotène supplémentaire aux Avantages Nutritionnels, ce qui en fait une boisson surprenante.

Avantages Nutritionnels:

Les fraises aident à abaisser les taux de mortalité par le cancer et sont réputées pour abaisser les risques de maladies cardiaques.

Ingrédients:

- Pommes – 1 grande 120g
- Citron - 1/2 fruit 32g
- Fraises - 2 tasses 230g
- Carotte - 1 petite 50g

Préparation:

Lavez bien tous les ingrédients.

Faites en un jus délicieux et frais, et savourez-le immédiatement.

Valeurs nutritives : Total des Calories: 190

Vitamines: Vitamine A 11µg, Vitamine C 185mg, Calcium 68mg

Minéraux: Sodium 4mg, Potassium 850mg

Sucres 40g

49. Jus Extra Énergie

Nous savons tous comment les légumes et les fruits sont très sains pour notre organisme, et c'est pourquoi vous devriez commencer à prendre les recettes de jus qui en contiennent une grande variété, mais avec une bonne saveur. Celle-ci est une boisson inhabituelle et elle peut être adaptée à votre gout, si vous n'aimez pas un des ingrédients car elle a vraiment une saveur forte.

Avantages Nutritionnels:

Les études ont montré que les Canneberges pourraient baisser l'hypertension artérielle et stimuler le système immunitaire.

Ingrédients:

- Choux de Bruxelles – 1 chou 17g
- Concombre -1 concombre 300g
- Ananas – ¼ d'Ananas 220g
- Épinards – 2 poignées 50g
- Canneberges – 2 tasses 190g

Préparation:

Lavez bien tous les ingrédients.

Faites en un jus délicieux et frais, et savourez-le immédiatement.

Valeurs nutritives : Total des Calories: 150

Vitamines: Vitamine A 410µg, Vitamine C 204mg, Calcium 209mg

Minéraux: Sodium 79mg, Potassium 470mg

Sucres 34g

50.   Jus POPB

Des styles de vie avec des horaires limités et des journées chargées ne sont pas une excuse pour délaisser votre hypertension artérielle, alors assurez-vous de faire tout votre possible pour boire vos jus et faire votre chemin vers une meilleure santé sur une base cohérente.

Avantages Nutritionnels:

Les oranges étant riches en Vitamine C réduisent le risque de maladies cardiaques et pourraient aussi baisser les niveaux d'hypertension artérielle.

Ingrédients:

- Pomme - 1 moyenne 180g
- Oranges - 2 grandes 365g
- Pèches - 2 moyennes 300g
- Banane – 1 moyenne 120g

Préparation:

Lavez bien tous les ingrédients.

Faites en un jus délicieux et frais, et savourez-le immédiatement.

Valeurs nutritives : Total des Calories: 940

Vitamines: Vitamine A 50µg, Vitamine C 110mg, Calcium 100mg

Minéraux: Sodium 30mg, Potassium 120mg

Sucres 40g

AUTRES GRANDS TITRES PAR CET AUTEUR

35 RECETTES DE REPAS POUR DIABETIQUES

95 RECETTES DE REPAS ET DE JUS POUR DIABETIQUES

80 RECETTES DE REPAS ET DE JUS POUR BAISSER VOTRE PRESSION SANGUINE

50 RECETTES DE JUS POUR MINCIR ET NETTOYER L'ORGANISME

95 RECETTES DE REPAS ET DE SHAKES POUR BODYBLUIDER

www.ingramcontent.com/pod-product-compliance
Lightning Source LLC
Chambersburg PA
CBHW062145020426
42334CB00020B/2526